Brigitte Schüler, Maria Frühwald
Grauer Star und Altersweitsichtigkeit

Was tun bei ...

Grauer Star und Altersweitsichtigkeit

Brigitte Schüler
Maria Frühwald

KVC | VERLAG

KVC Verlag | NATUR UND MEDIZIN e. V.
Am Deimelsberg 36, 45276 Essen
Tel.: (0201) 56305 70, Fax: (0201) 56305 60
www.kvc-verlag.de

Schüler, Brigitte; Frühwald, Maria
Grauer Star und Altersweitsichtigkeit

Wichtiger Hinweis: Jede Dosierung oder Applikation erfolgt auf eigene Gefahr des Benutzers. Geschützte Warennamen (Warenzeichen) werden nicht besonders kenntlich gemacht.

ISBN 978-3-945150-96-2

3., bearb. Auflage

klimaneutral
natureOffice.com | DE-574-443052
gedruckt

Umschlaggestaltung: eye-d Designbüro, Essen
Druck: Union Betriebs-GmbH, Rheinbach

Inhalt

Operation und Nachsorge

Einleitung

Der Graue Star, in der Fachsprache Katarakt genannt, ist eine Eintrübung der Augenlinse, die meist beidseitig auftritt und zu einem allmählichen Sehverlust führt.
In Deutschland leidet fast die Hälfte der Bevölkerung zwischen 50 und 65 Jahren an einem Grauen Star, ohne nennenswerte Sehstörungen zu bemerken. Frauen sind häufiger betroffen als Männer.
Ab einem Lebensalter von 75 Jahren verdoppelt sich die Zahl der Betroffenen, d. h. ab 75 leidet fast jeder Mensch an einem Grauen Star. Dann treten auch teilweise massive Einbußen im Sehvermögen, vor allem in der Sehschärfe, auf.
Der Graue Star kann verschiedene Ursachen haben, die häufigste Form ist eine altersabhängige Eintrübung der Linse, die einer Art Verschleiß unterliegt. Im vorliegenden Ratgeber geht es vor allem um diese Form des Grauen Stars.

Das Wort „Katarakt“ stammt aus dem Griechischen und bedeutet Wasserfall. Vermutlich stammt es von dem Seheindruck der Patienten, der an den Blick durch einen Schleier oder einen herabstürzenden Wasserfall erinnert. Der deutsche Begriff „Star“ kommt von dem Wort „starren“. Er hat sich etabliert, da der Blick der Patienten durch die trübe Linse starr wird.
Der Berufsverband der Augenärzte Deutschlands und die Deutsche Ophthalmologische Gesellschaft empfehlen in ihrer Leitlinie* zum Grauen Star im Erwachsenenalter als einzige Therapiemaßnahme die Operation. Für die „Kontrolle bis zur operativen Behandlung“ wird zur Verbesserung des Sehvermögens, vor allem der Sehschärfe, eine optische Sehhilfe empfohlen (https://augeninfo.de/leit/leit19.pdf).

---

* Leitlinien sind Handlungsempfehlungen für Ärzte. Sie bilden die Grundlage für die medizinisch notwendige Versorgung der Patienten in der Augenarztpraxis.

In der Tat steht mit der Katarakt-Operation bei fortgeschrittener Erkrankung eine relativ risikoarme und gut erforschte Behandlung zur Verfügung, durch welche die Sehfähigkeit größtenteils wiederhergestellt werden kann. Eine medikamentöse Therapie des fortgeschrittenen Grauen Stars gibt es nicht.

* * *

Wenig Beachtung findet in der konventionellen Medizin die Vorbeugung. Man wartet eher ab, bis nach sorgfältiger Prüfung des Einzelfalls die Indikation für eine Operation gestellt wird. Die langjährige Praxis der Autorin und wissenschaftliche Ergebnisse legen allerdings nahe, dass bei frühzeitigem Beginn einer naturheilkundlichen Vorbeugung zusammen mit Augenübungen die Verschlechterung der Sehleistung hinausgezögert werden kann. In diesem Ratgeber werden daher eine Reihe von Maßnahmen zur Verbesserung des Stoffwechsels, Ernährungsratschläge, Mikronährstoffe und Therapieansätze aus der Homöopathie vorgestellt. Im Anschluss geht es um die naturheilkundliche Begleitung der Operation, um die Verbesserung der Wundheilung und um naturheilkundliche Maßnahmen zur OP-Nachsorge, die zur Vermeidung von Komplikationen beitragen können.

Vorbeugung sollte rechtzeitig beginnen, d. h. vor dem Auftreten erster Symptome. Wer ab dem vierten oder fünften Lebensjahrzehnt verstärkt den Stoffwechsel anregt, „Altlasten" durch Entgiftungen ausscheidet, regelmäßig Augenübungen durchführt und sich allgemein „gesund" verhält (durch gute Ernährung, ausreichend Bewegung und Entspannung), hat gute Chancen, das Sehvermögen für eine lange Zeit stabil zu halten.

Wie weiter unten noch erläutert wird, stellt sich als Vorstufe des Grauen Stars zunächst die Altersweitsichtigkeit (*Presbyopie*) ein: Die Alterung der Linse beginnt mit dem Verlust ihrer Elastizität zwischen dem 40. und 45. Lebensjahr. Aus diesem Grund werden manche der hier vorgestellten Maßnahmen zur Vorbeugung des Grauen Stars gleichzeitig für die Verbesserung der Altersweitsichtigkeit empfohlen. Dies gilt besonders für die täglichen Augenübungen (S. 50 ff.) und die biomechanische Stimulationstherapie (S. 59 ff.).

Anatomie und Funktion der Augenlinse

Anatomie des Sehens

Wenn wir etwas ansehen, werden Lichtstrahlen reflektiert und durch unsere Hornhaut in die vordere Augenkammer geleitet. Dieser Teil des Auges besteht aus Hornhaut, Regenbogenhaut (Iris) und Linse.

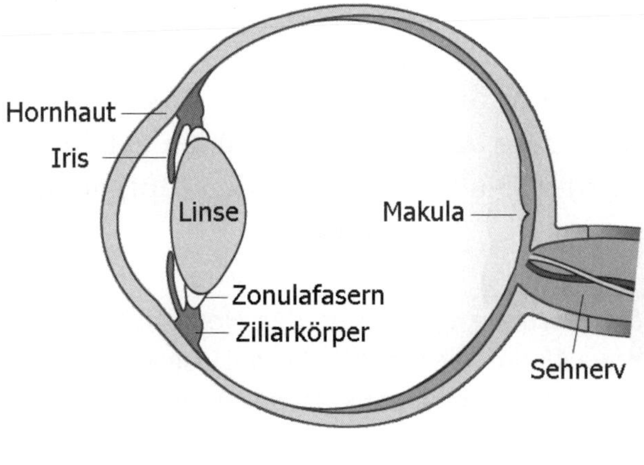

Querschnitt durch das Auge

In der Regenbogenhaut ist ein Loch, die so genannte Pupille, die sich automatisch verengt oder weitet, je nachdem, wie viel Licht einfällt oder ob man in die Ferne oder Nähe sieht.
Hinter der Regenbogenhaut ist die klare Linse, die wie eine Lupe funktioniert. Sie bündelt die einfallenden Lichtstrahlen, so dass auf der Netzhaut, möglichst auf der Makula, der Stelle des schärfsten Sehens, ein scharfes Bild entstehen kann.
Je nach Nah- oder Ferneinstellung des Auges kann die Linse ihre Dicke und somit auch ihre Brechkraft ändern. Brechkraft ist die Stärke, mit der Lichtstrahlen gebündelt werden. Sie wird in Dioptrien (dpt) gemessen.

Die normale Brechkraft der Hornhaut beträgt etwa 43 dpt, die Brechkraft der Linse etwa 20 dpt und die Gesamtbrechkraft des Auges 59 dpt.

Aufbau und Funktion der Linse

Die Nah- oder Ferneinstellung des Auges geschieht mit Hilfe des Ziliarkörpers, der sich zusammenziehen oder erschlaffen kann, und der Zonulafasern, an denen die Linse aufgehängt ist. Wenn der Ziliarkörper angespannt ist, erschlaffen die Zonulafasern, und die Wölbung der Linse nimmt zu. Das bedeutet, dass die Brechkraft und damit die Sehschärfe für die Nähe zunehmen.

Die Linse besteht aus der äußeren Linsenkapsel, einer weichen Randzone (Rinde) und dem festen Linsenkern. Der Linsenkern setzt sich aus unterschiedlichen Schichten zusammen, die im Laufe des Lebens zunehmen.

Die Linse wird nicht durchblutet und nur über das sie umspülende Kammerwasser ernährt. Für ihren Funktionserhalt sind Qualität und Zusammensetzung dieser Flüssigkeit sehr wichtig. Sie weist neben diversen Nährstoffen einen besonders hohen Anteil an antioxidativ wirksamen Vitaminen (z. B.

Vitamin C) auf. Die äußere Schicht der Linse (Linsenkapsel) ist dabei sehr durchlässig für die Inhaltsstoffe des Kammerwassers.
Ab dem 40. Lebensjahr verliert die Linse zunehmend ihre jugendliche Elastizität. Im Laufe des Lebens hat sie immer neue Linsenfasern gebildet und ist nun so dick geworden, dass ihre Beweglichkeit nachlässt: Sie wird allmählich starr und kann sich nicht mehr so gut abflachen (für den Blick in die Ferne) oder verdicken (für den Blick in die Nähe). Wenn sich die ursprünglich klare Linse zusätzlich eintrübt, spricht man vom Grauen Star oder Katarakt.

Ein natürlicher Alterungsprozess

Die häufigste Ursache für einen Grauen Star ist ein natürlicher Alterungsprozess. Während des ganzen Lebens finden Zellerneuerung und Wachstum der Linse statt. Da die Linse ältere Zellbestandteile nicht nach außen abgeben kann, werden diese durch die nachwachsenden Zellen in den Linsenkern verdrängt und dort verdichtet.
Im Innern der Linse finden diverse Stoffwechselreaktionen statt, die im Laufe der Jahre abnehmen. Dadurch verdichten sich teilweise die Eiweißfasern, und es sammeln sich vermehrt Ablagerungen oder Schlacken an. Hinzu kommt, dass der Austausch zwischen dem Kammerwasser und dem Linseninneren nicht mehr so gut funktioniert. Ein weiteres Problem sind schließlich die zunehmenden Schichten der Linse. Mit dem Älterwerden entweicht aus den Zwischenräumen Wasser, und die Schichten verdichten sich

wiederum. Das Altern der Linse ist auf all diese Prozesse zurückzuführen.

Formen des Grauen Stars

Der Graue Star tritt in unterschiedlichen Formen auf. Die häufigste Form ist die so genannte **Rindenkatarakt**, die durch Flüssigkeitsansammlungen in Form von feinsten Einschlüssen und Spalten in den äußeren Anteilen der Augenlinse auftritt.
Die **Kernkatarakt** entsteht durch eine Verhärtung des Linsenkerns.
Die subkapsuläre Rindentrübung oder **Kapseltrübung** beginnt zentral als kleine Ansammlung von knötchenförmigen Trübungen und schreitet nach außen fort. Die Kapseltrübung führt frühzeitig und rasch zu einer erheblichen Sehbeeinträchtigung.
Der typische Altersstar ist häufig eine Kombination aus den genannten Trübungsarten.
Bei der augenärztlichen Untersuchung ist die Linse zunächst meist leicht gelblich, im

fortgeschrittenen Zustand färbt sie sich erst bräunlich, dann weißlich oder auch beinahe schwarz. Weißliche oder schwarze Trübungen sind in Deutschland selten, da meist in früheren Stadien operiert wird. Sie kommen aber noch in Indien und Afrika vor.

Die Altersweitsichtigkeit

Die Alterung der Linse ist zunächst am Verlust ihrer Elastizität bemerkbar: Die Altersweitsichtigkeit (*Presbyopie*) beginnt. Der Fachbegriff *Presbyopie* stammt aus dem Griechischen und bedeutet „altes Auge".
Durch die verminderte Verformbarkeit der Linse gelingt die Naheinstellung beim Lesen immer schlechter, „der Arm wird immer länger". Dies geschieht in der Regel zwischen dem 40. und 45. Lebensjahr. Im Anfangsstadium ist die Elastizität der Linse durch Augenmuskeltraining und Biomechanische Stimulation in gewissem Maße trainierbar, später wird die Altersweitsichtigkeit mit einer Brille zu korrigieren sein.

Symptome des altersabhängigen Grauen Stars

Etwa ab dem 65. Lebensjahr (frühe Formen auch schon ab dem 50. Lebensjahr) wird sehr häufig eine Trübung der Linse sichtbar. Der Betroffene bemerkt ein verschwommenes Sehen und eine zunehmende Blendungsempfindlichkeit. Hierdurch kann das scharfe Sehen beim Spazierengehen an einem sonnigen Tag oder beim Autofahren in der Nacht extrem erschwert werden. Oft hilft zunächst noch eine neue Brillenverordnung, am besten mit getönten Gläsern. Für den starken Lichteinfall sind Sonnenbrillen oder Schirmmützen empfehlenswert.

> Wenn Sie mit fortschreitendem Grauen Star nachts zunehmend von entgegenkommenden Autos geblendet werden, sollten Sie das nächtliche Autofahren unterlassen.

„Zweites Sehen der Älteren“

In diesem Zusammenhang ist erwähnenswert, dass sich bei der Kernkatarakt die Brechkraft der Linse derart ändert, dass einige Patienten wieder eine Zeitlang ohne Brille lesen können (so genanntes „zweites Sehen der Älteren“). Die Linse sieht zwar noch relativ normal aus, gewinnt im Inneren aber deutlich an Härte, was für die spätere Operation von Bedeutung ist. Denn für die bei der OP notwendige Verflüssigung der Linse benötigt der Operateur dann mehr Ultraschall-Energie, was wiederum mit einer höheren Belastung für das Auge, vor allem für die Netzhaut, verbunden ist. Trotz relativ guter Sehschärfe wird eine Kernkatarakt daher schon im mittleren Stadium operiert.

Weitere Ursachen des Grauen Stars

Neben der altersbedingten Trübung der Augenlinse gibt es viele andere Ursachen für die Entstehung eines Grauen Stars: Augenverletzungen (z. B. sportbedingte Prellungen der Augen), Operationen (z. B. nach Netzhautablösung), schwere Formen des Grünen Stars (Glaukomanfall) und starke Entzündungen des Augeninneren (Regenbogenhaut- und Aderhautentzündungen). Auch verschiedene Stoffwechselerkrankungen wie Diabetes oder die regelmäßige Einnahme von bestimmten Medikamenten (vor allem Cortison, das Herzmittel Amiodaron, diverse Rheumamittel) können zum Grauen Star führen.

Sehr selten kann der Graue Star von Geburt an vorhanden sein. Er wird dann oft vererbt oder tritt zusammen mit angeborenen Stoffwechselerkrankungen auf. Weitere Ursachen sind vorgeburtliche Infektionen, beispielsweise durch Röteln, Toxoplasmose oder Herpesviren. Zur Vermeidung einer durch den Grauen Star verursachten frühkindlichen Sehschwäche werden die Säuglinge in solchen Fällen bereits in den ersten Lebenswochen operiert.

Alterungsvorgänge

Da die Linse – wie unser gesamter Körper – altert, ist auch der Graue Star letztendlich nicht aufzuhalten. Allerdings ist die Eintrübung der Linse nicht ausschließlich eine Folge des Alterns. Wie alle degenerativen, d. h. durch Verschleiß bedingten, Erkrankungen kann auch der Graue Star durch zahlreiche Risikofaktoren entstehen oder verstärkt werden. Wie bereits erwähnt, wird die Linse selbst nicht durchblutet, sondern ist von einem Filtrat des Blutes, dem Kammerwasser, umgeben, durch das sie ernährt wird. Daher ist die Qualität des Gesamtstoffwechsels, die wiederum die Qualität des Filtrats bestimmt, wichtig.

Es gibt Hinweise, dass die Veränderungen der Linse durch den so genannten oxidativen Stress verursacht werden. Oxidativer Stress ist für zahlreiche Alterungsprozesse im Körper verantwortlich und macht sich auch im Auge bemerkbar. Er entsteht durch einen Überschuss an schädigendem Sauerstoff (freie Radikale), der durch den Körper nicht mehr abgebaut werden kann, etwa weil die Belastung (durch zu viel Sonneneinstrahlung, Alkohol- oder Nikotinmissbrauch etc.) zu hoch geworden ist. Es ist deshalb immer sinnvoll, den Körper mit der Einnahme von so genannten Antioxidanzien zu unterstützen. Antioxidanzien sind Vitamine und andere Vitalstoffe.

Normalerweise ist eine „gesunde“, also nährstoffreiche Ernährung ausreichend. Manchmal ist es aber notwendig, die Ernährung mit zusätzlichen Mikronährstoffen zu unterstützen.

Auf diese Weise kann man die Eintrübung der Linse hinauszögern. Dies ist grundsätzlich immer wünschenswert und vor allem in Fällen sinnvoll, in denen Augen möglichst nicht operiert werden sollen, also z. B. bei vorgeschädigten Augen mit erhöhtem Operationsrisiko, bei Menschen mit nur einem

Auge oder gleichzeitig vorhandener Makuladegeneration.
Die vorbeugende Behandlung des Grauen Stars, wie sie im Folgenden vorgestellt wird, sollte in Kenntnis der oben genannten Alterungsvorgänge der Linse so früh wie möglich einsetzen, am besten bereits bei Beginn der Altersweitsichtigkeit, also im vierten bis fünften Lebensjahrzehnt.

Verbesserung des Stoffwechsels

Entsäuerung durch Basen

Die Basis einer verbesserten Stoffwechsellage ist eine Entsäuerung des Organismus. Man geht davon aus, dass zahlreiche Beschwerden durch eine Übersäuerung des Gewebes verursacht oder verschlimmert werden.
Zunächst gilt es, bestimmte Lebensmittel zu vermeiden, die im Körper Säuren produzieren. Zu bevorzugen sind basenbildende Lebensmittel (siehe Beispiele in der folgenden Übersicht).

Basenbildende Nahrungsmittel	**Säurebildende Nahrungsmittel**
- Kartoffeln - Obst/ Gemüse - Zwiebeln, Knoblauch - Rohe Milch - Sahne - Sojaprodukte - Mineralwasser (still) - Kräutertees	- Fleisch, Wurst, Käse - Röstprodukte - Weißer Zucker - Weißmehl - Kaffee - Schokolade - Kohlensäurehaltige Getränke - Alkohol

Unter Umständen ist es auch sinnvoll, die Zeiten der Nahrungsaufnahme zu ändern. Beobachten Sie sich selbst, vielleicht bekommt es Ihnen einfach besser, die Hauptmahlzeit mittags einzunehmen und abends nur noch eine Kleinigkeit zu essen.

Achten Sie auf die Qualität der Getränke und bevorzugen Sie stilles Mineral- oder Leitungswasser und Kräutertees. Etwa zwei Liter Flüssigkeit täglich sind für einen Erwachsenen eine geeignete Trinkmenge.

Eine Entsäuerung des Organismus lässt sich in der Regel durch ausgewogene Ernährung mit basenreicher Kost, durch regelmäßige Bewegung an der frischen Luft, Stressabbau und gesunde Lebensführung erreichen.
In manchen Fällen ist eine Unterstützung durch Basenzubereitungen sinnvoll. Diese sind im Handel in vielerlei Form erhältlich. Sie können innerlich (meistens als angerührtes Getränk oder in Tablettenform) und äußerlich (als Badezusatz) angewendet werden. Empfehlenswert ist die folgende Basenmischung:

Zusammensetzung (pro 500 Gramm)
450 g Natriumbikarbonat
30 g *Calcium citricum*
10 g *Magnesium citricum*
10 g *Calcium phosphoricum* D 12

Calcium phosphoricum ist ein Schüßler Salz mit stärkender, straffender und reinigender Wirkung; die Tabletten werden verrieben.

Die Mischung ist frei von Zusätzen und kann kostengünstig in jeder Apotheke her gestellt werden. Auf Anfrage werden auch kleinere Mengen angefertigt. Es sollten täglich ein bis zwei Teelöffel in Wasser gelöst, nicht vor und nach großen Mahlzeiten und am besten zur Nacht getrunken werden.
Manche Patienten vertragen die Menge an Natriumbicarbonat nicht. Weichen Sie im Zweifel auf eines der folgenden Präparate aus. Sie können das Basenpulver und eines der genannten Präpatrate auch im Wechsel einnehmen.

Fertige Basenmischungen

- Regulator-Köhler
- Basosyx Hepa (Syxyl)
- Basosyx Classic (**Achtung**: Enthält Spargelextrakt, Verträglichkeit beachten)

Bei regelmäßiger Einnahme erreicht man – je nach Übersäuerungsgrad – erfahrungsgemäß schon nach einigen Wochen eine befriedigende Entsäuerung. Die Therapie sollte vom Arzt kontrolliert werden.

Darmpflege durch Probiotika

Zur Pflege des Darms und zur Förderung der Entgiftung kann die Einnahme von Probiotika sinnvoll sein. Probiotika sind Arzneimittel mit Bakterien, die im Darm leben, ohne eine krankmachende Wirkung zu haben. Zur Unterstützung der natürlichen Darmflora gibt es verschiedene Präparate, die in der Apotheke erhältlich sind.

Probiotika
- ProBio-Cult® Duo (Syxyl)
- ProBio-Cult® Pur (Syxyl)
- Mutaflor (Ardeypharm)
- Symbioflor 1 und 2 (SymbioPharm)

Achtung: Bitte besprechen Sie die Einnahme von Probiotika mit Ihrem behandelnden Arzt und beachten Sie die Packungsbeilagen.

Eine einfache Methode, die Darmflora aufzubauen, ist der Kanne Brottrunk®. Das Getränk wird aus vergorenem Getreide hergestellt und enthält lebende Brotsäurebakterien.

Einnahmeempfehlung

- Kanne Brottrunk (pur oder mit Fruchtsaft verdünnt): 3 x täglich je 150 ml zu den Mahlzeiten trinken.
- Kanne Bio Brottrunk Pauer Essenz (40 ml pro Flasche). Täglich 1–2 Flaschen zu den Mahlzeiten pur oder mit Wasser oder anderen Flüssigkeiten vermischt trinken.

Pflanzen zur Unterstützung der Entgiftung

Es gibt eine Reihe von Pflanzen, welche die Entgiftung über Leber und Nieren fördern. Bei der Ausleitung sollten Dosis und Anwendungsdauer durch den Arzt festgelegt werden. Die vorbeugende Anwendung

kann als Kur, beispielsweise über 6–8 Wochen im Frühjahr, erfolgen.
Die im Folgenden genannten Präparate sind spagyrische Arzneimittel. Sie werden in charakteristischen Arbeitsschritten wie Vergärung und Destillation pflanzlicher Ausgangsstoffe hergestellt.
Spagyrische Herstellungsvorschriften finden sich auch in der Homöopathie. Das Zeichen Ø steht für Urtinktur.
Die Ausleitung von Giften über die Niere gelingt pflanzlich über die **Goldrute** (*Solidago virgaurea*).

Einnahmeempfehlung
Solidago virgaurea Ø (Goldrute), spagyrische Tropfen (Ceres)
6–8 Wochen lang 3 x täglich 5 Tropfen in Wasser lösen und möglichst nüchtern trinken.

Die Entgiftung über die Leber kann pflanzlich über die **Mariendistel** (*Carduus maria-*

nus) und den **Löwenzahn** (*Taraxacum*) angeregt werden. Der Löwenzahn wirkt zusätzlich zur Entgiftungsanregung positiv auf die Gallenproduktion (Förderung der Fettverdauung) und die Nierentätigkeit.

Einnahmeempfehlung

- *Carduus marianus* Ø (Mariendistel), spagyrische Tropfen (Ceres)
- *Taraxacum* Ø (Löwenzahn), spagyrische Tropfen (Ceres)

6–8 Wochen lang 3 x täglich 5 Tropfen in Wasser lösen und möglichst nüchtern trinken.

Leberauflagen

Zur Entgiftung über die Leber sind zusätzlich lokale Anwendungen, z. B. ein Kneippscher Leberwickel oder ein Heublumensack, empfehlenswert.

Achtung: Nicht bei akuten Entzündungen der Leber (z. B. Hepatitis) anwenden, da der Wickel die Entzündung verstärken kann.

Kneippscher Leberwickel

Füllen Sie eine Wärmflasche etwa zur Hälfte mit heißem, nicht kochenden Wasser. Falten Sie dann ein Geschirrhandtuch auf DIN A4-Größe, tränken es in heißem Wasser und wringen es aus (wegen der Hitze evtl. Spülhandschuhe tragen). Temperatur prüfen und zuerst das Geschirrhandtuch, dann darüber die Wärmflasche auf den rechten Oberbauch legen und mit einem Frotteehandtuch oder einer Wolldecke fixieren. 10–15 Minuten liegend ruhen.

Heublumensack (Apotheke)

Der Heublumensack wird zunächst gedämpft, d. h. in einem Sieb über kochendem Wasser (ohne direkten Kontakt mit dem Wasser) erwärmt. Danach wird der Sack nicht zu heiß auf den rechten Oberbauch gelegt. Darüber legen Sie ein trockenes Zwischentuch und fixieren das Ganze mit einem Frotteetuch oder einer Wolldecke. 10–15 Minuten liegend ruhen.

Ernährungsempfehlungen

Allgemeine Ernährungstipps

Weiter oben war bereits die Rede von säure- und basenbildenden Lebensmitteln. An dieser Stelle werden ein paar allgemeine Ratschläge für eine gesunde Ernährung, vor allem für Patienten mit einem beginnenden Grauen Star, gegeben.

Das die Linse umgebende Kammerwasser sollte eine hohe Konzentration von Vitaminen und Nährstoffen aufweisen. Um dies zu gewährleisten, beachten Sie bitte folgende **Hinweise zur Auswahl von Lebensmitteln**:

- Essen Sie frische und naturbelassene Lebensmittel aus biologischem Anbau.
- Essen Sie viel Gemüse, Soja, Obst und Milchprodukte.
- Ein hoher Anteil an Rohkost ist empfehlenswert.
- Verwenden Sie hochwertige Pflanzenöle (z. B. Leinsamen-, Oliven- oder Rapsöl).
- Essen Sie mindestens zweimal pro Woche Fisch.

- Essen Sie maximal zwei- bis dreimal pro Woche Fleisch und Wurstwaren.
- Reduzieren Sie Genussmittel (Alkohol, Nikotin, Süßspeisen) und vermeiden Sie Fertiggerichte.

Hinweise zur Auswahl von Getränken:

- Mineralwasser, Kräutertee und Fruchtsaftschorle eignen sich gut zur Flüssigkeitszufuhr.
- Kaffee und schwarzer Tee sollten reduziert werden. **Tipp**: Immer zusätzlich ein Glas Wasser genießen.
- Grüner Tee enthält eine Vielzahl von positiv wirksamen Stoffen (Antioxidanzien). Daher ist sein maßvoller Genuss zu empfehlen.
- Milch ist ein Nahrungsmittel und damit nicht als Getränk geeignet.
- Getränke mit hohem Alkoholgehalt (Wein, Sekt, Schnaps) sind ungeeignet, niedrig konzentrierte Alkoholgetränke (Bier, Radler) in Maßen akzeptabel.

Ernährung bei Grauem Star

Die Forschung hat ergeben, dass Menschen mit Grauem Star häufig einen Mangel an den Vitaminen C und E sowie an den Carotinoiden Lutein und Zeaxanthin im Blut aufweisen. Es ist also ratsam, vermehrt Lieferanten dieser Mikronährstoffe in den Speiseplan aufzunehmen.

Die meisten Obst- und Gemüsearten sind gute Quellen von **Vitamin C**, vor allem Zitrusfrüchte, aber auch alle anderen Obstsorten sowie grüne Paprika, Spinat und Tomaten.

> Bitte bedenken Sie, dass manche Lebensmittel mit hohem Vitamin C-Gehalt, z. B. Orangen, auch einen hohen Säuregehalt haben, der die Magenschleimhaut belasten kann. Achten Sie immer auf Ihre eigenen Grenzen und testen Sie aus, was und wie viel Sie vertragen.

Vitamin E ist nicht so reichhaltig in Lebensmitteln enthalten wie Vitamin C. Kleinere

Mengen kommen in bestimmten Pflanzenölen, Nüssen und Samen vor. Besonders empfehlenswert sind natives Maiskeimöl, Rapsöl oder Distelöl – allerdings nur für die kalte Küche.

Lutein und **Zeaxanthin** treten in zahlreichen Lebensmitteln zusammen auf. Grünes Blattgemüse wie Grünkohl, Spinat oder Mangold sind die Primärquellen für diese Stoffe. Aber auch in Broccoli, Mais, Erbsen und Eiern sind sie vorhanden.

Lebensmittel, die reich an Vitamin C sind (empfohlene Verzehrmenge pro Tag)

Obst-/ Gemüsesorte	**Menge**
Frisch gepresster Orangensaft	1 Glas
Grapefruit	1 mittelgroße Frucht
Orangen	1 mittelgroße Frucht
Honigmelone	¼ Frucht
Grüne Paprika	1 Portion*
Spinat	1 Portion
Tomaten	1 Portion
Broccoli	1 Portion

Lebensmittel, die reich an Vitamin E sind (empfohlene Verzehrmenge pro Tag)

Lebensmittel	Menge
Mandeln	½ Portion*
Sonnenblumenkerne	½ Portion
Erdnüsse	½ Portion
Hochwertige Pflanzenöle (z. B. natives Maiskeimöl, Distelöl)	1–2 TL

Lebensmittel, die reich an Lutein und Zeaxanthin sind (empfohlene Verzehrmenge pro Tag)

Lebensmittel	Menge
Grünkohl	1 Portion*
Wasserkresse	1 Portion
Spinat	1 Portion
Petersilie	1 Portion
Mangold	1 Portion
Erbsen	1 Portion
Grüne Bohnen	1 Portion
Broccoli	1 Portion
Gelbe Paprika	1 Portion

* 1 Portion ist eine Hand voll und entspricht in etwa 100 g, bei Blattgemüse etwas weniger

Mikronährstoffe und Antioxidanzien

Wie bereits erwähnt, gibt es eine Reihe von Risikofaktoren, die das Entstehen eines Altersstars beschleunigen. Man beobachtet ein verfrühtes Auftreten vor allem bei Personen, die regelmäßig ungeschützt dem Sonnenlicht ausgesetzt sind, bei Rauchern, Menschen mit erhöhtem Alkoholkonsum und Vitaminmangel. All diesen Personen ist ein erhöhter Bedarf an so genannten antioxidativen Vitaminen gemeinsam.
Neben diesen Umständen hat die Augenlinse aufgrund der ständigen Auseinandersetzung mit dem einfallenden Licht (die Linse bündelt das Licht, damit eine scharfe Abbildung auf der Netzhaut entstehen kann) ohnehin einen hohen Bedarf an Vitaminen und Nährstoffen. Dieser Bedarf muss aus dem sie umgebenden Kammerwasser gedeckt werden. Das Kammerwasser wird hauptsächlich in Teilen der Iris gebildet und stellt ein Filtrat aus dem Blut dar.

Der Alterungsprozess der Linse ist noch nicht endgültig erforscht. Neuere Studien belegen aber den positiven Effekt einer ausreichenden Versorgung der Augenlinse mit Vitaminen und Mikronährstoffen. Diese kann durch eine ausgewogene Ernährung erreicht und im Bedarfsfall durch die Einnahme von entsprechenden Präparaten ergänzt werden.

Der Gehalt von Vitaminen in Präparaten wird in Internationalen Einheiten (I. E.) oder in Gramm (µg/mg/g) angegeben. Internationale Einheiten sollen biologische Aktivität quantifizieren, Gramm bezeichnen die chemische Menge. Das Verhältnis von I. E. zu Gramm ist bei den unterschiedlichen Stoffen oft willkürlich festgelegt und kann nicht ohne Tabellen umgerechnet werden.

Vitamin C und Vitamin E

Vitamin C ist ein wichtiger Stoff zur Gesunderhaltung der Blutgefäße, der Zähne, Knochen und Sehnen. Es fördert außerdem die Eisenaufnahme. Im Grunde brauchen alle Körperzellen, auch die im Auge, Vitamin C für ihre tägliche Arbeit. Im Auge profitieren vor allem die Blutgefäße von diesem Vitamin. Da unser Körper Vitamin C nicht selbst produziert, sind wir auf die regelmäßige Aufnahme dieses Stoffes durch die Nahrung angewiesen.

Wie Vitamin C ist auch **Vitamin E** ein sehr starkes Antioxidans. Das Auge braucht es, um freie Radikale abzubauen. Freie Radikale, also schädliche Sauerstoffverbindungen aus dem Stoffwechsel, begünstigen degenerative Erkrankungen wie den Grauen Star. Vitamin E sorgt für die Gesundheit unserer Zellen, repariert defekte DNA und verbessert den Stoffwechsel.

Vitamin C und E ergänzen sich gut und sollten daher immer zusammen eingenommen werden.

Vitamin B_2 (Riboflavin) und Vitamin B_{12}

Vitamin B_2 oder Riboflavin ist ein wichtiger Stoff für das normale Sehen. Es ist ein sehr wirksames Antioxidans und somit zur Vorbeugung vom Grauen Star zu empfehlen. **Vitamin B_{12}** ist wichtig für den Stoffwechsel und zur Bildung der roten Blutkörperchen.

> Die B-Vitamine können gut in Form eines Komplexes eingenommen werden.

Lutein und Zeaxanthin

Die Hauptaufgabe der Augenlinse ist die Bündelung und Brechung der Lichtstrahlen, damit das Licht an der richtigen Stelle der Netzhaut ein scharfes Bild entstehen lässt. Um diese Funktion zu erhalten, braucht die Linse einerseits geeignete Nahrung und muss andererseits vor oxidativem Stress bewahrt werden. Die Carotinoide **Lutein** und **Zeaxanthin** scheinen wichtige Stoffe für diese Vorgänge zu sein.

Weitere Mikronährstoffe zur Vorbeugung des Grauen Stars

Weitere Substanzen zur Vorbeugung des Grauen Stars sind Zink, Selen und Zystein.
Zink ist ein Spurenelement, das der Körper braucht, um Vitamin A von der Leber zur Netzhaut zu transportieren. Darüber hinaus wird Zink für fast alle Stoffwechselprozesse des Vitamin A im Auge benötigt. Zinkmangel wird mit Netzhauterkrankungen und Linsentrübungen in Zusammenhang gebracht.
Selen ist ein Antioxidans, das an der Neutralisation von Sauerstoffradikalen und an der Ausleitung von Schwermetallen beteiligt ist. Es schützt und repariert die DNA.
Zystein ist eine Aminosäure. Sie fördert die Funktion der Sehzellen und ist somit indirekt für die gesunde Linse wichtig.
Es ist mühsam, Einzelpräparate für den jeweiligen Bedarf zusammenzustellen. Sie können auch auf ein Kombinationspräparat

zurückgreifen, das die genannten Wirkstoffe enthält, d. h. nach Möglichkeit:

Nährstoff	**Tagesdosis**
Vitamin C	200–500 mg
Vitamin E	100–250 I. E.
Vitamin B_2 (Riboflavin)	5–20 mg
Vitamin B_{12}	30–50 µg
Lutein /Zeaxanthin	10–15 mg
Zink	10–20 mg
Selen	40–100 µg
Zystein	50–200 mg

Nährstoffpräparate

- orthomol vision (Orthomol)
- Ocuvite Complete (Dr. Gerhard Mann)
- Vitalux Plus (Novartis)
- metabol-vision Orthoexpert (Weber & Weber)

Achtung: Besprechen Sie die tägliche Einnahme von Nährstoffpräparaten mit Ihrem Arzt.

Omega-3- und Omega-6-Fettsäuren

Unterstützend sollten für die Augengesundheit essentielle Fettsäuren zugeführt werden. Die essentiellen Fette unterscheiden wir nach Omega-6- und Omega-3-Fettsäuren. Beide Gruppen sind für uns lebensnotwendig. Omega-6-Fettsäuren kommen vermehrt in tierischen Nahrungsmitteln (Fleisch, Ei, Milchprodukte) vor, Omega-3-Fettsäuren sind hauptsächlich in fettem Seefisch (Lachs, Makrele, Hering) und in hochwertigen Pflanzenölen (Leinöl, Walnussöl) enthalten.

Omega-3- und Omega-6-Fettsäuren haben unterschiedliche Aufgaben und Eigenschaften. Damit sie ihre Wirkungen optimal, das heißt gesundheitsfördernd, entfalten können, muss man sie in einem bestimmten Verhältnis zueinander aufnehmen. Der Quotient Omega-6- zu Omega-3 sollte ungefähr 5:1 sein, also in etwa viermal so viel Omega-6- wie Omega-3-Fettsäuren. Leider konsumieren wir durch unsere Ernährungsgewohnheiten mit stark verarbeiteten Lebensmitteln und viel Fleisch- und Wurstwaren typischerweise zehn- bis zwanzigmal mehr Omega-6- als Omega-3-Fettsäuren. Daher ist es in der Regel sinnvoll, Omega-3-Fettsäuren vermehrt zuzuführen.

Omega-3-Fettsäuren sollten kurmäßig über drei Monate eingenommen werden. Es ist sinnvoll, nach dieser Zeit eine Pause einzulegen und auch die Präparate immer wieder zu wechseln. Da Omega-3-Fettsäuren in der Regel aus Hochseefischen gewonnen werden, ist es auch denkbar, dass sich fettlösliche Umweltgifte im Öl anreichern, die wiederum von unserem Körper aufgenommen werden.

Optimal ist die Kombination von Omega-3-Fettsäuren pflanzlicher (Leinöl) und tierischer (Fischöl) Herkunft. Es hat sich bewährt, jeden zweiten Tag statt der Fischöl-Kapsel 1–2 Teelöffel Leinöl einzunehmen.

Aus Umwelt- und Tierschutzgründen gibt es auch vegane Alternativen zu den Fischölen. Omega-3 Vegan (Norsan) besteht aus einem pflanzlichem Algenöl aus umweltschonender Kultivierung.

Einnahmeempfehlung

Nehmen Sie täglich wechselweise tierische und pflanzliche Omega-3-Fettsäuren ein, beispielsweise:

Tag 1: Einige Fischölkapseln oder 1 EL Omega-3 Total (Firma Norsan), auch in Form von Kapseln erhältlich

Tag 2: 1–2 TL Leinöl vor dem Essen oder 1 TL Omega-3 Vegan (Norsan)

Wenn Sie regelmäßig Omega-3-Fettsäuren einnehmen, sollten Sie zur Kontrolle ein- bis zweimal jährlich Ihren Fettsäure-Status überprüfen lassen. Wichtig ist bei der Untersuchung die Einzelauswertung von Omega-3- und Omega-6-Fettsäuren im Blut.
Da dies keine Standarduntersuchung ist, wird sie nicht von jedem Labor angeboten

und muss in der Regel selbst bezahlt werden. Folgendes Labor bietet z. B. ein so genanntes Fettsäureprofil an:

Laboratorium Dr. Bayer
Max-Lang-Str. 58
70771 Leinfelden-Echterdingen
Tel.: 0711/164180
www.labor-bayer.de, info@labor-bayer.de

Was die Forschung sagt

Eine Reihe von Studien untersuchten den Zusammenhang zwischen Ernährung und Einnahme von Antioxidanzien mit der Entwicklung eines Grauen Stars.
Außer den gut untersuchten Omega-3-Fettsäuren tragen bestimmte Vitamine zur Gesundheit der Augenlinse bei. Gut belegt ist aus einer Reihe von Untersuchungen die Wirkung von Vitamin C, Vitamin E, Lutein und Zeaxanthin.
In einer amerikanischen Studie aus Boston fanden Forscher heraus, dass die Einnahme

von Vitamin E und den B-Vitaminen Riboflavin, Niacin und Thiamin über einen längeren Zeitraum hinweg den Grauen Star hinauszögern kann (Jacques et al 2005).
Auch die „Roche European American Cataract Trial" fand heraus, dass die Vitamine C und E sowie Betacarotin einen hemmenden Einfluss auf die Entwicklung eines Grauen Stars haben (Chylack et al 2002).
Bei der „Beaver Dam Eye Study", einer amerikanischen Langzeitbeobachtung*, fanden die Forscher heraus, dass die Einnahme von Lutein und Zeaxanthin die Entstehung von Grauen Staren hinauszögern kann (Lyle et al. 1999).
Neuere Untersuchungen, z. B. von Weikel et al. (2014) bestätigen diese Ergebnisse.

---

* Seit 1987 werden in der amerikanischen Stadt Beaver Dam systematisch die Befunde der Bevölkerung gesammelt und ausgewertet, um Informationen zu Ursachen und Häufigkeit von Grauem Star, Makuladegeneration und diabetischer Retinopathie zu erhalten.

Im Literaturverzeichnis am Ende des Buches finden Sie weitere wissenschaftliche Arbeiten zu diesem Thema.

U. Gröber: Mikronährstoffe. WVG 2011
B. Kuklinski: Gesünder mit Mikronährstoffen. Aurum 2017
U. Burgerstein et al.: Handbuch Nährstoffe. Trias 2018

Homöopathie

Grundregeln der Homöopathie

Die Homöopathie ist ein eigenes Therapiesystem, das die Arzneimittel je nach Krankheitszeichen des Patienten auswählt und verordnet. Ein Grundsatz der Homöopathie ist die so genannte Ähnlichkeitsregel: Zur Behandlung von Symptomen und Krankheiten wird ein Mittel ausgewählt, das in seinem Arzneimittelbild den Krankheitssymptomen des Patienten ähnlich ist. Ein Arzneimittelbild wird erstellt, indem man die Reaktionen und Symptome aufschreibt und auswertet, die ein gesunder Mensch (Proband) zeigt, wenn er das Mittel über einen bestimmten Zeitraum einnimmt.

An zwei Beispielen kann die Ähnlichkeitsregel kurz erklärt werden: Das homöopathische Mittel *Urtica,* gewonnen aus der Brennnessel, wird bei den Beschwerden eingesetzt, die auch die Brennnessel hervorruft: bei juckenden, brennenden Hautbläschen. *Coffea,* das Arzneimittel aus der Kaffeebohne, wird in der Homöopathie eingesetzt, wenn man mit Herzklopfen im Bett liegt, nicht schlafen kann und einem zu viele Gedanken durch den Kopf gehen, obwohl man eigentlich sehr müde ist – wie nach einer zu späten Tasse Kaffee.

Bei der Herstellung homöopathischer Arzneien werden die Ausgangsstoffe stark verdünnt. Die meisten Mittel werden in so genannten D- oder C-Potenzen angeboten. Bei deren Herstellung werden die Arzneistoffe im Verhältnis 1 : 10 bzw. 1 : 100 verdünnt.

Ein wichtiger Grundsatz der Homöopathie ist die Verordnung von Arzneimitteln nach der individuellen Symptomatik des Patienten. Dabei spielen auch die Konstitution des Patienten und seine gesamte Krankengeschichte eine Rolle.

Wir empfehlen, die Mittel zusammen mit einem erfahrenen Homöopathen auszuwählen. Die im Folgenden genannten Arzneimittel sind als Anhaltspunkt für Therapeuten gedacht.

Bewährte Mittel beim Grauen Star

In der Vorbeugung oder Behandlung des frühen Grauen Stars spielen vor allem die Erdalkalimineralien eine wichtige Rolle:
- *Calcium carbonicum*
- *Calcium phosphoricum*
- *Magnesium carbonicum*
- *Magnesium phosphoricum*

Während die Kalziumverbindungen eher beim jugendlichen Star angezeigt sind, sind die Magnesiumverbindungen geeignete Mittel für Frauen in den Wechseljahren (vgl. Zimmermann 2001).
Die Erdalkalimineralien können in Form einer Kur angewendet werden. In der Praxis der Autorin hat sich die im Folgenden beschriebene Waterloh-Kur bei zahlreichen Patienten bewährt.

Die Waterloh-Kur

In den 1950er Jahren entwickelte der Augenarzt Dr. Waterloh eine nach ihm benannte

Kur, zusammengesetzt aus homöopathischen Mitteln, die Schwächen im Erdalkalimineral- und Elektrolythaushalt ausgleichen soll.

14 Tage morgens 1 Tbl. *Calcium fluoratum* D12, anschließend 14 Tage morgens 1 Tbl. *Calcium fluoratum* D6, anschließend 14 Tage morgens 1 Tbl. *Magnesium fluoratum* D12, anschließend 4 Wochen morgens 1 Tbl. *Magnesium carbonicum* D6

Die Kur sollte je nach Erfolg drei bis viermal hintereinander wiederholt werden. In den überwiegenden Fällen werden die Kuren im Anschluss daran individuell und nach Absprache mit dem behandelnden Arzt in größeren Abständen wiederholt.

Bitte besprechen Sie die Einnahme aller Arzneimittel mit Ihrem Arzt.

Homöopathische Einzelmittel

Zur Behandlung des Grauen Stars haben sich außerdem folgende Einzelmittel bewährt (vgl. Zimmermann 2001):

Ruta D4 2 x täglich	Probleme mit der Naheinstellung und Unterstützung der Symptome von Altersweitsichtigkeit
Phosphorus D12 2 x täglich	Gleichzeitiges Bestehen eines Diabetes; auffallend sind Herzleiden, Netzhautblutungen und hohe Kurzsichtigkeit.
Silicea D12 2 x täglich	Grauer Star in Verbindung mit Kopfschmerzen, Kälteempfindlichkeit, Schwindel, Ohrensausen

Homöopathische Arzneimittel werden als Tropfen, Verreibungen, Tabletten, Streukügelchen und Injektionslösung angeboten. Für die Selbstbehandlung eignen sich Tropfen, Tabletten und Streukügelchen (Globuli). Eine Arzneigabe besteht aus 3–5 Streukügelchen, 1 Tablette oder 5 Tropfen.

Augenübungen

Der amerikanische Augenarzt Dr. William Bates (1860–1931) setzte Augenübungen zur Verbesserung der Sehfähigkeit ein. Er war der Überzeugung, dass ständiges Brillentragen die Augen zu einer Art „inneren Erstarrung“ zwingt und entwickelte Übungen zur Förderung der Flexibilität der Augen. In der heutigen Zeit fördern Brille bzw. Kontaktlinsen und vor allem die Arbeit am Computer diesen Zustand der Unbeweglichkeit.

Durch ein paar schnell erlernbare Augenübungen kann man die inneren und äußeren Augenmuskeln in Anspannung und Entspannung trainieren und ihr Zusammenspiel verbessern. Gleichzeitig fördern die Übungen die Durchblutung und den Stoffwechsel im Augenbereich. Sie trainieren die Flexibilität der Linse und beugen so der Altersweitsichtigkeit vor. Die Übungen dienen daher letztlich der Vorbeugung von Alterserkrankungen der Augen wie dem Grauen

Star. Darüber hinaus führen sie zur Entspannung, erhöhen das Konzentrationsvermögen und verleihen dem Anwender ein belebtes und frisches Gefühl des Geistes und vor allem der gestressten Augen.

Die Übungen sollten regelmäßig durchgeführt werden. Es ist sinnvoll, sich hierfür feste „Auszeiten", beispielsweise einige Minuten vor- und nachmittags, am besten während der Arbeitszeit, zu reservieren.

Übung 1: Palmieren

Das Palmieren dient der Entspannung der Augenmuskulatur und der optischen Beruhigung der Netzhaut. Die Übung kann im Sitzen oder im Liegen durchgeführt werden und sollte zu Beginn und zum Ende des Augentrainings oder bei Bedarf auch zwischen den Übungen, angewandt werden.

Zunächst reiben Sie Ihre Handflächen aneinander, bis sie angenehm warm sind, und decken anschließend mit ihnen die Augenhöhlen so vollständig ab, dass kein Licht von außen eindringen kann. Die Handflächen sollten dabei leicht gewölbt sein, damit kein Druck auf die geschlossenen Augen ausgeübt wird, die Fingerspitzen überkreuzen sich auf der Stirn. Die Ellbogen können Sie auf einem Tisch oder Ihrer Brust abstützen.

Bei angespannten Augen und nach Bildschirmarbeit (helle Bildschirmoberfläche) werden Sie zu Beginn des Palmierens keine vollständige Dunkelheit, sondern einen unregelmäßigen Grauton, ein Flimmern oder Lichtblitze wahrnehmen. Die Übung sollten Sie mindestens solange durchführen, bis Ihre Gedanken zur Ruhe gekommen sind, die unruhigen Seheindrücke verschwinden und vollständige Dunkelheit wahrgenommen wird.

Übung 2: Akkomodations-Training – Zoomen

Das Akkomodations-Training dient der Beweglichkeit des inneren Augenmuskels, des Ziliarmuskels. Er ist für das „Zoomen", also die Scharfstellung des gesehenen Objektes in unterschiedlichen Entfernungen zuständig. Je intensiver man den Ziliarmuskel trainiert, umso mehr verbessert sich das Naheinstellungs- oder Akkomodationsvermögen, also die Lesefähigkeit.

Finger-Zoomen

Beim Finger-Zoomen halten Sie einen Daumen in einem Abstand von circa 15 cm vor Ihre Augen, den Daumen der anderen Hand halten sie in gleicher Höhe soweit wie möglich von sich weg. Nun suchen Sie sich einen dritten Punkt in der Ferne, den sie fixieren können (beispielsweise ein Bild an der Wand oder einen noch weiter entfernteren Gegenstand).

Wechseln Sie nun mit Ihrem Blick zwischen den drei Entfernungspunkten hin und her. Anfangs ist eine bewusste Einstellung jedes angepeilten Punktes nötig, im fortgeschrittenen Trainingszustand gehen die Fixationen fließend ineinander über.
Wiederholen Sie einen Blickwechsel etwa zehn- bis 15-mal.

Seien Sie sich Ihrer Blickwechsel und Ihrer Wahrnehmung jederzeit vollständig bewusst und achten Sie während der Übung unbedingt darauf, dass sich Ihre Atmung ruhig und gleichmäßig verhält.

Stufenloses Zoomen

Beim stufenlosen Zoomen erfolgt kein Blickwechsel zwischen festgelegten Abständen, sondern Sie bewegen ein Objekt (beispielsweise eine Postkarte oder ähnliches) vor Ihren Augen in gleichmäßiger Geschwindigkeit vor und zurück. Gleichzeitig versuchen Sie, die Schrift auf dem Objekt fortwährend

scharf zu erkennen. Führen Sie dabei die Karte so nah wie möglich vor Ihre Augen, so dass die Schrift gerade unscharf wird. Dies ist ein Anreiz für das Sehsystem, die Unschärfe zu beseitigen.
Wiederholen Sie einen Blickwechsel etwa zehn- bis 15-mal.
Der Trainingserfolg stellt sich ein, wenn Gegenstände in immer kleinerem Abstand scharf erkannt werden können und die anfangs meistens größeren Blicksprünge (so genannte Sakkaden) in fließende Bewegungen übergehen.

Übung 3: Die liegende 8

Die liegende 8 ist eine einfache, aber wirkungsvolle Übung. Sie trainiert die Augenmuskeln und fördert die Zusammenarbeit von rechter (gefühlsgesteuerter) und linker (analytisch denkender) Gehirnhälfte. In der tibetischen Medizin werden mit Hilfe dieses Symbols Störungen im Energiesystem des menschlichen Körpers ausgeglichen. Nach

Durchführung dieser Übung wird subjektiv häufig eine Gesichtsfelderweiterung und eine Klarheit und Frische des Geistes empfunden. Die Übung wird in drei Schritten ausgeführt. Führen Sie alle drei Schritte in jede Richtung jeweils zehnmal aus.

Schritt 1:
Stellen Sie sich zunächst vor, ein langer Pinsel befände sich als Verlängerung auf Ihrer Nasenspitze. Mit Hilfe dieses Pinsels malen Sie nun die Form einer vor Ihnen liegenden Acht nach, dabei darf der Kopf zunächst mitbewegt werden.

Schritt 2:
Im zweiten Schritt der Übung umfahren Sie die Figur nur mit den geöffneten Augen, bei stillstehendem Kopf.

Schritt 3:
Im dritten Schritt führen Sie die Übung bei geschlossenen Augen und stillstehendem Kopf durch.

Für Ungeübte kann es schwierig sein, die Augen fließend und ohne Blicksprünge zu bewegen.

Als vorbereitende Übung ist ein für mehrere Sekunden gehaltenes Blicken in die acht Hauptrichtungen (oben, rechts oben, rechts, rechts unten, unten, links unten, links, links oben), auch Augen-Aerobic genannt, sinnvoll. Dabei sollten Sie ohne größere Anstrengung so weit wie möglich in die beschriebenen Blickrichtungen schauen.

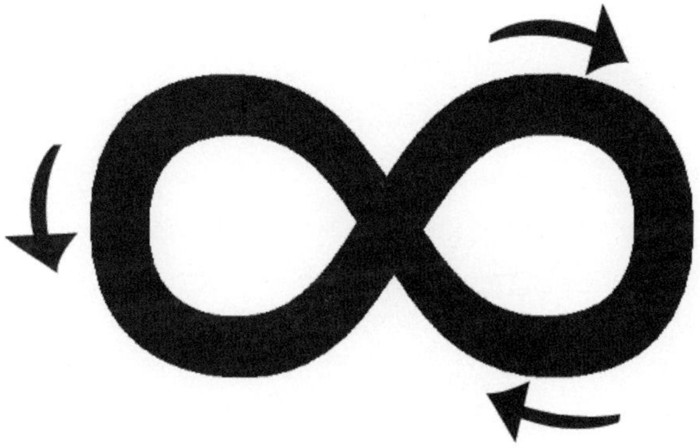

Trotz der überschaubar wirkenden Anzahl von Übungen kann sich anfangs Muskelkater einstellen, ein Gefühl von Müdigkeit der Augen, während oder nach den Übungen in den ersten Tagen. In diesen Fällen ist es sinnvoll, das Palmieren als Ruhephase zwischen den einzelnen Übungen zu platzieren.

Biomechanische Stimulation (BMS)

Die biomechanische Muskelstimulation ist nicht für die Selbsthilfe geeignet, sie muss von einem erfahrenen Therapeuten durchgeführt werden. Die BMS hat sich seit Jahren in der Rehabilitation und Prävention bewährt und beruht auf der Übertragung von mechanischer Vibration einer bestimmten (muskelaufbauenden) Frequenz auf die zu fördernden Muskelpartien. Bekannt ist diese Methode hauptsächlich aus dem orthopädischen Bereich durch Förderung großer Muskelgruppen nach Unfällen oder Operationen. Durch eine neue Gerätegeneration ist eine Anwendung auch im zarten Augenmuskelbereich möglich.

Dort erreicht man durch diese ausgesprochen wohltuende Methode eine Entspannung der durch Naharbeit angespannten Augenmuskeln.

Gleichzeitig wird die Muskulatur ohne die normalerweise damit einhergehende Verkrampfung durch die Naheinstellung (Akkomodation) trainiert. Folge ist ein verbesserter Trainingszustand der Augenmuskeln, die für die Einstellung der Augenlinse verantwortlich sind.

Biomechanische Stimulation
Die BMS wird 2 x wöchtentlich jeweils 5–10 Minuten lang angewendet. Insgesamt werden 10 Sitzungen durchgeführt.

Empfehlenswert ist eine Kombination der BMS-Methode mit entspannenden und die Gehirntätigkeit anregenden Augenübungen. Die Augenübungen werden dem Patienten vor Beginn der Behandlung unter Anleitung beigebracht. Sie werden anfangs parallel zur biomechanischen Stimulation durchgeführt und später als alleiniges Übungsmittel in den Tagesablauf integriert. Durch das konsequente Einlegen von festen „Augen-Entspannungsphasen“

(z. B. jeweils vor- und nachmittags während der Arbeit für ca. zehn Minuten) kann man den erzielten Trainingserfolg aufrechterhalten.

Die Biomechanische Stimulation eignet sich nicht nur für Menschen mit Altersweitsichtigkeit und beginnendem Grauen Star, sie wird auch bei Menschen deutlich höheren Alters mit Erfolg angewandt. Außerdem kommt die BMS bei kindlicher Kurzsichtigkeit, bei Doppelsehen und nach Gesichtslähmungen zum Einsatz.

Aufgrund des entspannenden Effektes auf den Gesamtorganismus sind unter der Behandlung eine Reduktion von Spannungskopfschmerz und eine Verringerung von Beschwerden in der Halswirbelsäule zu beobachten.

Patienten bemerken eine Erhöhung des Konzentrationsvermögens und das Gefühl einer „Erfrischung des Geistes“.

Kneippscher Gesichtsguss

Der Gesichtsguss leistet wertvolle Dienste bei chronischen Erkrankungen der Ohren, der Nasennebenhöhlen und der Kiefer sowie der Augen. Durch die Förderung der Durchblutung und des Lymphabflusses im Gesichtsbereich wird die Qualität des die Linse umspülenden Kammerwassers verbessert, somit also dem beginnenden Grauen Star vorgebeugt. Der Gesichtsguss wird wegen seiner positiven Wirkung auf die Hautdurchblutung und -straffung auch als „Schönheitsguss“ bezeichnet.

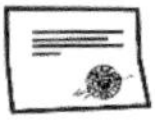

Kneippscher Gesichtsguss
Der Gesichtsguss wird mit einem drucklosen Wasserstrahl durchgeführt. Wenn Sie kein spezielles Gussrohr haben, können Sie auch den Duschkopf abmontieren und den Duschschlauch verwenden. Beugen Sie sich über die Badewanne oder das Waschbecken und schließen Sie die Augen.

Beginnen Sie an der rechten Stirnseite, von dort quer über die Stirn, dann folgen senkrechte Gießungen neben der Nase, rechts beginnend zu den Wangenknochen hin. Links wiederholen. Halten Sie den Strahl für ein paar Sekunden auf die geschlossenen Augen. Zum Abschluss das Gesicht umkreisen. Während der Anwendung regelmäßig weiteratmen. Nach dem Guss leicht abtrocknen.

Achtung: Der Gesichtsguss sollte nicht angewendet werden bei Grünem Star (Glaukom), bei akuten Entzündungen und Nervenreizungen im Kopfbereich (z. B. Trigeminusneuralgie).

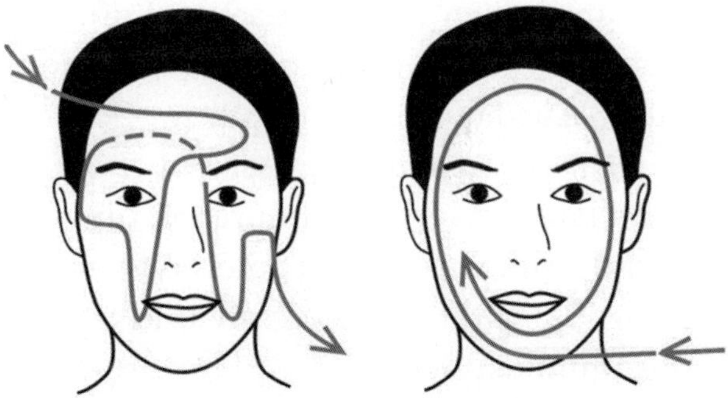

Weitere Ratschläge

Jeder Mensch wird früher oder später an einem Grauen Star erkranken. Die Schnelligkeit der Entwicklung ist allerdings beeinflussbar.

Wichtig ist, dass das Kammerwasser, also die Umgebung der Augenlinse, genügend Nährstoffe aufweist. Wie schon weiter oben beschrieben, wird die Qualität des Filtrats durch die Qualität des Gesamtstoffwechsels bestimmt. Voraussetzung dafür ist ein allgemein „gesunder" Organismus, der durch folgende Maßnahmen gefördert wird:

- **Körperliche Aktivität**: Bewegen Sie sich drei- bis fünfmal pro Woche 30–40 Minuten, am besten an der frischen Luft. Man weiß seit langem, dass regelmäßiger, moderater Ausdauersport (Walken, Schwimmen, Fahrradfahren, Spazierengehen) gesund hält. Bewegung ist durchblutungsfördernd und beeinflusst die Fettverbrennung. Sie wirkt antidepressiv und trainiert das Immunsystem.

- **Regelmäßige Entspannungsphasen**: Machen Sie am besten täglich Entspannungsübungen wie Autogenes Training, Progressive Muskelentspannung, Yoga oder Qigong. Die Übungen verringern stressabhängige Erkrankungen, machen gelassener und ruhiger und fördern Konzentration, Kraft und Energie.
- **Fastenkuren**: Machen Sie ein- bis zweimal pro Jahr eine Fastenkur. Fasten entgiftet den Körper und regt den Stoffwechsel an. Fasten, vor allem Heilfasten, ist auch in der Therapie von chronischen Erkrankungen erfolgreich. **Wichtig** ist, dass Sie keine Experimente machen und nur unter ärztlicher Aufsicht fasten!
- **Nicht rauchen**!
- **Direktes Sonnenlicht nach Möglichkeit meiden** und hochwertige Sonnenschutzgläser verwenden.

OP bei fortgeschrittenem Grauen Star

Grundsätzlich muss zur Therapie des fortgeschrittenen Grauen Stars gesagt werden, dass eine konservative, also medikamentöse Therapie in diesem Stadium nicht mehr erfolgversprechend ist. Wenn sich das Sehen durch den Star deutlich verschlechtert oder die Linse sehr dick und hart wird, ist eine Operation die einzige Behandlungsmöglichkeit.

Die Operation des Grauen Stars ist in Deutschland eine der am häufigsten durchgeführten Operationen. Laut Auskunft der Augenärzte Deutschlands e. V. und der Deutschen Ophthalmologischen Gesellschaft finden hierzulande jährlich über 600 000 Katarakt-Operationen statt, ein Großteil wird ambulant durchgeführt. Nach der Operation erreichen die Patienten eine Sehleistung von 50 bis 100 %.

Phakoemulsifikation

Während der Operation wird der trübe Inhalt der Linse abgesaugt und durch eine klare, haltbare Kunststofflinse (sog. Intraokularlinse) ersetzt. In den letzten Jahren wurde hauptsächlich die Technik der so genannten Phakoemulsifikation angewandt: Zunächst wird ein 3–5 Millimeter kleiner Schnitt am Übergang von Hornhaut und Lederhaut gemacht. Danach wird das Linsenmaterial mit einem Ultraschallgerät gelockert und zerkleinert und anschließend abgesaugt. Zurück bleibt der Kapselsack, der als Stütze für die künstliche Linse dient. Am Ende wird die Ersatzlinse eingesetzt. Der Schnitt ist meist so klein, dass er nicht vernäht werden muss.

Liegt zusätzlich zum Grauen Star keine weitere Augenerkrankung vor, führt die mit äußerst geringer Belastung für den Patienten verbundene, schmerzlose und relativ risikoarme Operation in der Regel zum Erfolg.

Laserbehandlung

Seit 2012 gibt es eine Technik, bei der Laserstrahlen für die Operation eingesetzt werden. Die Laserbehandlung ist weniger invasiv, was unter Umständen von Vorteil ist. Allerdings ist diese Methode sehr kostenintensiv, und Langzeitergebnisse zu Nutzen, Risiken und Nebenwirkungen liegen derzeit nicht vor.

Die Phakoemulsifikation hat sich dagegen seit langem bewährt. Im Augenblick scheint sie also die bessere Alternative zu sein.

Naturheilkundliche Maßnahmen vor und nach der Operation

Förderung der Wundheilung

Zur Förderung der Wundheilung nach der Operation hat sich das homöopathische Mittel Symphytum bewährt. Es kann entweder als Einzelmittel oder in einer Mischung als Komplex eingesetzt werden.

Präparateempfehlung

Symphytum D30: zur OP-Nachsorge 3–5 Tage 3 x täglich 5 Globuli

Symphytum similiaplex (Pascoe Naturmedizin): zur OP-Nachsorge 3–5 Tage 3 x täglich 5 Tropfen

Vorbeugung eines Makulaödems (Irvine-Gass-Syndrom)

Nach der Operation eines Grauen Stars kann es in einzelnen Fällen zu einem Makulaödem kommen. Es wird auch Irvine-Gass-

Syndrom genannt. Dabei handelt es sich einerseits um eine Gefäßinstabilität und andererseits um eine entzündliche Reaktion. Ein Irvine-Gass-Syndrom kann auch durch eine Verletzung der hinteren Linsenkapsel während der Operation entstehen.
Diese Komplikation tritt sechs bis zehn Wochen nach der Operation auf: Flüssigkeit sammelt sich in der Netzhaut an, und es kommt zu einer Sehverschlechterung. Normalerweise tritt dieses Ödem nur kurzfristig auf und heilt innerhalb von kurzer Zeit wieder ab. Wenn der Zustand länger anhält, kann ein Loch in der Netzhaut entstehen, das irreversibel ist und bleibende Schäden und Sehbeeinträchtigungen zur Folge hat. Daher ist es wichtig, nach einer Katarakt-Operation vorbeugend zu handeln, um ein Irvine-Gass-Syndrom zu vermeiden.
Naturheilkundliche Maßnahmen zur Vorbeugung eines Irvine-Gass-Syndroms sollten grundsätzlich mit einer natürlichen Lebensweise beginnen. Bitte achten Sie in der

Zeit nach der Operation besonders auf eine basenreiche Ernährung (viel Obst und Gemüse, wenig tierische Produkte).

Mikronährstoffe zur OP-Nachsorge

Empfohlen wird zur OP-Nachsorge außerdem die Einnahme der weiter oben genannten Wirkstoffe zur antioxidativen Therapie (vgl. Kapitel „Mikronährstoffe und Antioxidanzien", S. 33 ff.).

Wenn Ihr Arzt keine Einwände hat, können Sie nach einer schweren Operation (z. B. bei langer OP-Dauer, nach der Entfernung eines harten Linsenkerns) oder bei gleichzeitigem Vorliegen einer Makuladegeneration die Dosis der empfohlenen Substanzen für die Dauer von 3–4 Wochen verdoppeln:

Nährstoff	DoppelteTagesdosis
Vitamin C	400–1000 mg
Vitamin E	200–500 I. E.
Vitamin B_2 (Riboflavin)	10–40 mg
Vitamin B_{12}	60–100 µg

Nährstoff	DoppelteTagesdosis
Lutein /Zeaxanthin	20–30 mg
Zink	20–40 mg
Selen	80–200 μg
Zystein	100–400 mg

Omega-3-Fettsäuren

Wie schon erwähnt, sollten die Nährstoffpräparate mit Omega-3-Fettsäuren kombiniert werden.

Omega-3-Fettsäuren sind entzündungshemmende Substanzen, die in Kaltwasserfischen und in hochwertigen Pflanzenölen in hoher Konzentration enthalten sind. Sie stellen die wesentlichen Bestandteile von Zellmembranen dar und sind essenziell für das Wachstum und die Regeneration von Körperzellen.

Einnahmeempfehlung

Nehmen Sie täglich wechselweise tierische und pflanzliche Omega-3-Fettsäuren ein. Folgendes Einnahmeschema ist empfehlenswert:

Tag 1: Einige Fischölkapseln oder 1 EL Omega-3 Total (Firma Norsan), auch in Form von Kapseln erhältlich

Tag 2: 1–2 TL Leinöl vor dem Essen oder 1 TL Omega-3 Vegan (Norsan)

Achtung: Besprechen Sie die Einnahme der Mikronährstoffe bitte mit Ihrem behandelnden Arzt.

Weitere naturheilkundliche Maßnahmen müssen a) gefäßabdichtend und lymphabflussfördernd und b) entzündungshemmend sein.

Heilpflanzen

Zur Reduzierung eines Makulaödems und zur Abdichtung der Gefäße im Auge haben sich einige Heilpflanzen bewährt. Hier ist zum Beispiel ***Ginkgo biloba*** zu nennen. Die Wirkungen von Extrakten aus den Blättern des Ginkgo-Baumes sind gut untersucht und im Augenbereich besonders für die Netzhautdurchblutung nachgewiesen. So kann durch regelmäßige Einnahme eine Förderung der Durchblutung in den kleinsten Gefäßen, eine Verbesserung der Fließeigenschaften des Blutes und ein Schutz der Netzhautzellen erreicht werden.

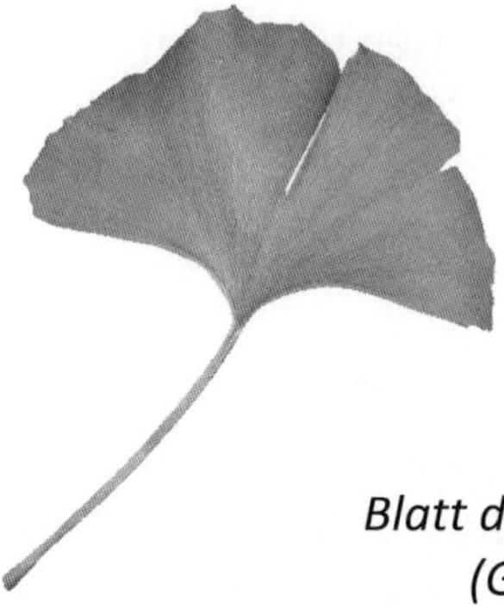

Blatt des Ginkgo-Baumes (Ginkgo biloba)

Zusätzlich wurde unter experimentellen Bedingungen bei Einnahme von Ginkgo eine Tendenz zur Rückbildung von Makulaödemen beobachtet. Ginkgo kann in Form von Tropfen, Tabletten oder homöopathisch zubereitet eingenommen werden. Wegen möglicher allergischer Reaktionen sollten nur Fertigpräparate mit standardisierten Extrakten eingenommen werden (bitte fragen Sie Ihren Apotheker).

Präparateempfehlung

- Tebonin Tabletten spezial (80 mg), intens (120 mg) und konzent (240 mg) (Schwabe): hier gilt: „viel hilft viel".
- Kaveri Filmtabletten (120 mg) (M.c.m. Klosterfrau)
- *Ginkgo* D2, homöopathisches Arzneimittel (Syxyl)

Extrakte aus der **Rosskastanie** und dem **Weinlaub** sind gefäßabdichtend und entzündungshemmend. Ihre Wirkung auf Venenschwäche ist gut untersucht. Nach einer

Staroperation können sie zur Förderung der Wundheilung und zur Vorbeugung eines Makulaödems eingenommen werden.
Auch der **Schachtelhalm** ist eine wundheilungsfördernde Pflanze, die sich gut zur OP-Nachsorge und zur Vorbeugung von Komplikationen eignet. Sein hoher Gehalt an Kieselsäure fördert die Neubildung von Zellen, was die Wundheilung beschleunigt. Seine bindegewebsstärkende Wirkung verhindert die Entstehung von Ödemen.

Präparateempfehlung

- Venen-Tabletten STADA retard mit Rosskastanien
- Antistax extra Venenkapseln mit Weinlaub (Sanofi)
- Schachtelhalm Kapseln (Hecht-Pharma)

Dosierung und Anwendung nach Packungsbeilage.
Empfehlenswert ist die Kombination von Rosskastanie <u>oder</u> Weinlaub mit Schachtelhalm.

Dr. Schüßler Salze

Die Therapie mit Mineralsalzen, auch als Schüßler Salze bezeichnet, wurde von dem homöopathischen Arzt Dr. Wilhelm Heinrich Schüßler (1821–1898) entwickelt. Er war der Überzeugung, dass Krankheit vor allem durch Defizite oder Funktionsstörungen von zwölf Mineralsalzen im menschlichen Körper entsteht. Diese zwölf Salze können in Form von Tabletten einzeln oder in Kombination eingenommen werden. Zur Verbesserung des Lymphabflusses und damit zur Verhinderung eines Makulaödems hat sich das Mittel Drüfusan (Syxyl) bewährt. Es enthält alle 12 Schüßler Salze.

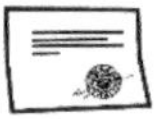

Einnahmenempfehlung Drüfusan
Im akuten Fall alle halbe bis ganze Stunde, höchstens 6 x täglich, je 1 Tablette einnehmen.
Bei chronischen Verlaufsformen 1–3 x täglich je 1 Tablette einnehmen.
Bei Besserung der Beschwerden die Häufigkeit der Einnahme reduzieren.

Enzyme

Zur Vorbeugung von Komplikationen nach der Operation eignen sich besonders die **Enzyme** Bromelain und Papain. Sie können große Eiweißteilchen in kleinere spalten. Entzündliche Veränderungen aller Art sind ihr Haupteinsatzgebiet, denn anfallende Entzündungsprodukte werden durch sie abgebaut. Aber auch im Blut entfalten sie ihre Wirkung. Durch die Spaltung der großen Eiweißteilchen kommt es zu einer Verbesserung der Fließfähigkeit des Blutes, besonders in den kleinsten Gefäßen. Enzyme werden auch bei Schwellungszuständen aller Art, beispielsweise nach Operationen oder beim frischen Makulaödem, gegeben.
Die Enzyme werden hochdosiert und nüchtern etwa 30 Minuten vor dem Essen eingenommen.

Präparateempfehlung
- Wobenzym plus oder Phlogenzym Mono Tabletten (Mucos)
- Regazym plus Tabletten (Syxyl)

Prophylaxe der Verschlechterung einer Makuladegeneration

Patienten mit einem Grauen Star, die bereits an einer Makuladegeneration erkrankt sind, können nach einer Operation eine deutliche Verschlechterung ihrer Erkrankung erfahren. Durch die Operation, vor allem, wenn mit hoher Energie operiert wird, entsteht oxidativer Stress, der die Makula weiter schädigen kann. Vor allem die Pigmentschicht, ein Teil der Sehgrube (Fovea), in der am Tag zuvor verbrauchte Sehzellanteile entsorgt und erneuert werden, kann in Mitleidenschaft gezogen werden.
Es ist daher besonders wichtig, bei vorhandener Makuladegeneration an eine Irvine-Gass-Prophylaxe zu denken und die vorher beschriebenen Maßnahmen (siehe S. 70 ff.) einzuhalten.
Die natürliche Augenlinse ist mit einem Filter für das energiereiche blaue Licht ausgestattet. Dieser Filter schützt die Netzhaut. Es gibt heute spezielle Kunstlinsen, die den

Gelbanteil der Augenlinse, der das blaue Licht absorbiert, ersetzen. Dieser Blaulichtfilter schützt die Makula, weil der hochenergetische Anteil des Lichtes herausgefiltert wird. Fragen Sie Ihren Operateur daher unbedingt nach einer Linse mit Blaulichtfilter.

B. Schüler: Altersabhängige Makuladegeneration. Naturheilkundliche Hilfe zur Vorbeugung und Behandlung. Essen: KVC Verlag 2017

Literaturverzeichnis

Becher B: Grauer Star – Antioxidanzien wirken präventiv. Zs f Orthomol Med. 2004; 2: 8–10.

BVA, DOG: Leitlinie Nr.19 Katarakt (Grauer Star) im Erwachsenenalter (Stand: 11.01.2012). www.augeninfo.de/leit/index.htm

Chang D, Rong S, Zhang Y et al.: Serum free fatty acids level in senile cataract. J. Am Coll Nutr. 2014; 33 (5): 406–411.

Chylack LT, Brown NP et al: The Roche European American Cataract Trial (REACT): a randomized clinical trial to investigate the efficacy of an oral antioxidant micronutrient mixture to slow progression of age-related cataract. Ophthalmic Epidemiol. 2002; 9 (1): 49–80.

Gawlik W: 275 bewährte Indikationen aus der homöopathischen Praxis. Stuttgart: Hippokrates; 2006.

Jacques PF, Taylor A, Moeller S et al: Long-term Nutrient Intake and 5-Year

Change in Nuclear Lens Opacities. Arch Ophthalmol. 2005; 123: 517–526.
Jacques PF, Taylor A, Hankinson SE et al: Long-term vitamin C supplement use and prevalence of early age-related lens opacities. Am J Clin Nutr. 1997; 66: 911–916.
Kanski JJ: Klinische Ophthalmologie: Lehrbuch und Atlas. Urban & Fischer 2008.
Kohnen T, Baumeister M, Kook D et al.: Kataraktchirurgie mit Implantation einer Kunstlinse. Dtsch Arztebl Int 2009; 106 (43): 695–702.
Leske MC, Chylack LT Jr et al. Antioxidant vitamins and nuclear opacities. The Longitudinal Study of Cataract. Ophthalmology 1998; 105: 831–836.
Lyle BJ, Mares-Perlman JA, Klein BE, et al. Antioxidant intake and risk of incident age-related nuclear cataracts in the Beaver Dam Eye Study. Am J Epidemiol. 1999; 149: 801–809.

Lu M, Cho E, Taylor A et al.: Prospective study of dietary fat and risk of catarct extraction among US women. Am J Epidemiol. 2005; 161 (10): 948–959.
Marx K-U: Komplementäre Augenheilkunde. Stuttgart: Hippokrates; 2005.
Robertson JM, Donner AP, Trevithick JR. Vitamin E intake and risk of cataracts in humans. Ann N Y Acad Sci. 1989; 570: 372–382.
Rouhiainen P, Rouhiainen H, Salonen JT: Association between low plasma vitamin E concentration and progression of early cortical lens opacities. Am J Epidemiol. 1996; 144: 496–500.
Schüler B: Welche Mikronährstoffe dem Auge helfen. Naturarzt. 2009; 7: 18–20.
Taylor A, Jacques PF Chylak LT et al: Long-term intake of vitamins and carotenoids and odds of early age-related cortical and posterior subcapsular lens opacities. Am J Clin Nutr. 2002; 75: 540–549.

Weikel KA, Garber C, Barburins A, Taylor A: Nutritional modulation of cataract. Nutr Rev. 2014; 72 (1): 30–47.
Zimmermann AM: Homöotherapie der Augenkrankheiten. 3. erg. Aufl. Stuttgart: Sonntag; 2001.

Die Autorin

Dr. Brigitte Schüler ist seit 1995 als Fachärztin für Augenheilkunde tätig, seit 1997 in eigener Praxis. Ihr Medizinstudium in Essen schloss sie 1989 ab. Im Jahr 1985 begann sie mit wissenschaftlichen Arbeiten zu Anwendungen von Laserbehandlungen der Netzhaut und beendete diese im Jahr 1989 mit der Promotion. Die Zeit der medizinischen Weiterbildung verbrachte sie in der Chirurgie, der Inneren Medizin und der Augenheilkunde. Danach beendete sie erfolgreich die Weiterbildungen in Naturheilverfahren, Akupunktur, orthomolekularer Medizin und Elektroakupunktur sowie zur Omega-3-Therapeutin.

Frau Dr. Schüler hält Vorträge für Ärzte und Laien und ist Autorin komplementärmedizinischer Artikel und Bücher. Im Laufe ihrer Tätigkeit hat sie sich besonders auf die ganzheitliche Therapie von Augenkrankheiten spezialisiert.

Die Buchreihe *Was tun bei ...* im KVC Verlag

Alkoholabhängigkeit – Homöopathie und Komplementärmedizin (2011)

Bluthochdruck – Mind-Body-Medizin und Naturheilkunde (2016)

Colitis ulcerosa und Morbus Crohn – Naturheilkunde und Integrative Medizin (4. Aufl. 2016)

Demenz – Vorbeugung und Selbsthilfe (2. Aufl. 2018)

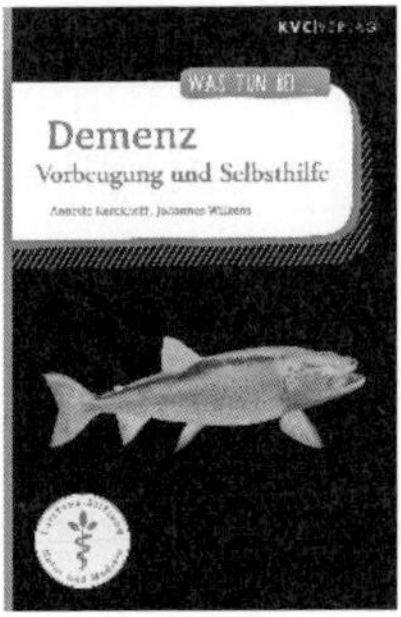

Depression – Homöopathie und Komplementärmedizin (2. Aufl. 2016)

Diagnose Krebs – Homöopathie und Schüßler Salze (2013)

Endometriose – Homöopathie und Naturheilkunde (2. Aufl. 2017)

Grauer Star und Altersweitsichtigkeit (3. Aufl. 2018)

Grippe und Infekte – Vorbeugung und Behandlung (2015)

Heilfasten (2010)

Heuschnupfen (2. Aufl. 2016)

Kopfschmerzen von Kindern (2007)

Mittelohrentzündung – Homöopathie und Naturheilkunde (2. Aufl. 2016)

Nagelpilz – Selbsthilfe und Naturheilkunde (2017)

Nasennebenhöhlenentzündung – Naturheilkunde und Homöopathie (2. Aufl. 2015)

Osteoporose – Vorbeugung und Selbsthilfe (2015)

Parkinson – Selbsthilfe und Komplementärmedizin (2. Aufl. 2017)

Prüfungsangst – Selbsthilfe und Naturheilkunde (2. Aufl. 2017)

Raucherentwöhnung (2. Aufl. 2014)

Rheuma – Naturheilkundliche Therapie (3. Aufl. 2018)

Schlafstörungen – Selbsthilfe und Schlaftypen (2. Aufl. 2017)

Schlaganfall – Vorbeugung und Nachbehandlung (2. Aufl. 2015)

Trockene Augen (3. Aufl. 2018)

Krebs und therapiebedingte Nebenwirkungen – Selbsthilfestrategien und wertvolle Tipps (3. Aufl. 2016)

Wundheilung nach Operationen (2. Aufl. 2014)

Carstens-Stiftung : Natur und Medizin
Erforschen. Erklären. Erleben

Ob Pflanzenheilkunde, Homöopathie oder Blutegeltherapie – die Komplementärmedizin ist sehr vielseitig.

Wichtig ist die Frage, welches Therapieverfahren bei welchen Krankheiten helfen kann. Antworten zur Komplementärmedizin gibt die Carstens-Stiftung : Natur und Medizin. Die Stiftung mit Sitz in Essen setzt sich seit über dreißig Jahren dafür ein, dass Naturheilkunde und Homöopathie in der Medizin stärker verankert werden.

Die Carstens-Stiftung : Natur und Medizin ist auf Ihre Unterstützung angewiesen: Werden Sie Mitglied, spenden Sie für die Komplementärmedizin, empfehlen Sie uns weiter!

Auftrag der Stiftung ist es, Forschungsarbeiten zu veröffentlichen und die Ergebnisse verständlich aufzubereiten: Mit der Gründung des KVC Verlages im Jahr 1998 wurde dafür ein individuelles Profil geschaffen.

Mit Ihren Spenden fördern wir Forschung, beziehen Stellung und beraten Patienten unabhängig.